AF502812

EXPOSITION UNIVERSELLE DE 1867, A PARIS

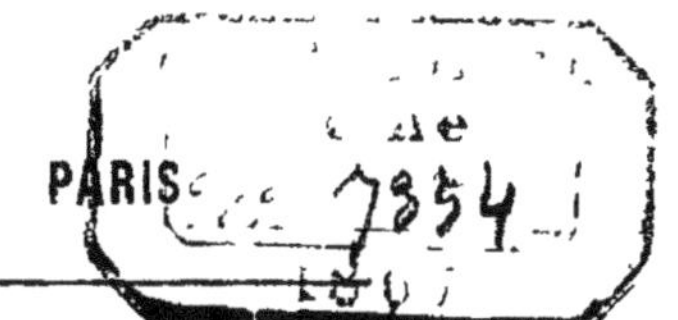

RENSEIGNEMENTS

SUR LES

EAUX MINÉRALES

PORTUGAISES.

PARIS

IMPRIMERIE ADMINISTRATIVE DE PAUL DUPONT

RUE DE GRENELLE-SAINT-HONORÉ. 45.

1867

RENSEIGNEMENTS

SUR LES

EAUX MINÉRALES

PORTUGAISES

EAUX MINÉRALES DE LA PROVINCE DU MINHO.

Eaux de la Vizella

Ces eaux jaillissent sur les deux rives du Vizella, à 5 kilomètres à peu près de la ville de Guimarães, et à une petite distance de la route qui conduit de cette ville à Oporto. La nappe souterraine d'où ces eaux proviennent est si abondante qu'il suffit de creuser à une faible profondeur pour y voir apparaître une grande quantité d'eau. En pratiquant des fouilles, on a trouvé des bassins et plusieurs objets d'art anciens, qui prouvent qu'à cet endroit il a dû exister des thermes romains.

Les eaux, qui jaillissent de différentes sources, présentent, la température exceptée, des propriétés physiques et une composition chimique presque identiques ; elles sont légèrement sulfureuses, peu minéralisées, ayant à peine en dissolution une quantité minime d'éléments des roches d'où elles sourdent.

Nous avons examiné les eaux de trois de ces sources, qui sont les plus importantes et connues sous les noms de *source de Mourisco*, *source de Lameira* et *source do Medico*. Les eaux de toutes ces trois sources sont limpides, cristallines, et présentent légèrement l'odeur et le goût propres aux eaux sulfureuses, tout en étant agréables à boire.

Eaux de la source de Mourisco.

Température, 36° 5 c.; celle de l'air ambiant étant de 22° c, contiennent par kilogramme d'eau 0 gr. 00862 d'acide sulfhydrique, et 0 gr. 331 de principes fixes ; ce sont : chlorures et silicates alcalins, ainsi qu'une faible quantité de sels calcaires et magnésiens.

Eaux thermales de la source de Lameira.

Cette source, située à peu de distance de la précédente, a une température de 32° 5 c.; elle contient par kilogramme d'eau 0 gr. 00913 d'acide sulfhydrique, et 0 gr. 3415 de principes fixes, qui ont la même composition que ceux de la source de Mourisco.

Eaux thermales de la source do Medico.

Située non loin des deux précédentes, cette source présente des propriétés physiques et une composition chimique analogues. Sa température est de 37° 5 c.; elle contient par kilogramme d'eau 0 gr. 00987 d'acide sulfhydrique, et 0 gr. 3475 de principes fixes, qui ont la même composition que ceux qui fournissent les deux sources précédentes.

Eaux thermales de Santo-Antonio das Taipas.

Ces eaux jaillissent en abondance par quatre sources différentes, dans un site riant et très-pittoresque, à 8 kilomètres à peu près des villes de Guimaraeñs et de Braga. Ce sont des eaux encore moins minéralisées que les précédentes, et contenant une quantité plus petite d'acide sulfhydrique. La nature des sels qu'on y trouve en dissolution est néanmoins la même.

La source thermale das Taipas contient par kilogramme d'eau 0 gr. 00242 d'acide sulfhydrique, et fournit 0 gr. 2035 de principes fixes ; ce sont principalement des silicates et des chlorures alcalins, ainsi que des sels calcaires et magnésiens.

Eaux minérales de Lijó et Gallegos

Ces eaux sulfureuses, froides, jaillissent par plusieurs sources. dans un endroit appelé Mosqueiros et Gallegos, à une cinquantaine de mètres du bourg de Lijo. L'échantillon qui fait partie de notre collection a été pris à la source principale de Mosqueiros, qui marquait 19° c. de température, celle de l'air environnant étant de 20° c. au moment où elle a été recueillie. Un kilogramme d'eau minérale de Lijó contient 0 gr. 00801 d'acide sulfhydrique, et 0 gr. 47 de principes fixes, qui sont : des chlorures et des sulfates alcalins, des carbonates de chaux et de magnésie, et une petite quantité d'oxyde de fer, de l'alumine et de l'acide silicique.

Source thermale de Rendufe.

Cette source, connue sous le nom de *Caldellas de Rendufe*, est située à 10 kilomètres de la ville de Braga, dans un bourg appelé San-Thiago-de-Caldellas. Les eaux de cette source sont considérablement moins minéralisées que les eaux des sources que nous venons de mentionner : elles contiennent à peine par kilogramme d'eau 0 gr. 11467 de principes fixes, qui consistent en sulfates et chlorures alcalins, carbonates de chaux et de magnésie et acide silicique.

Sources thermales de Monsão.

Ce sont trois sources très-abondantes qui jaillissent dans un site pittoresque et agréable, au pied de la forteresse de Monsão, à une petite distance de la rivière Minho. Elles sont aménagées dans trois bains différents que l'on distingue par les dénominations suivantes : *brando* (faible); *contre-forte* (moyen) ; *forte* (fort); à cause de leurs températures croissantes ; en effet, le faible marque 31° 75 c. ; le moyen 39° c., et le fort 43° c.

L'échantillon de notre collection provient du bain *forte*; l'eau en est limpide, agréable à boire et complétement inodore. Elle contient, par kilogramme, 0 gr. 4,615 de principes fixes; ce sont : des sulfates et des chlorures alcalins, des carbonates de chaux et de magnésie, de la silice, et des quantités minimes de fer et d'alumine.

Eaux thermales de Gerez.

Ces eaux jaillissent de plusieurs sources très-abondantes, autour d'un grand rocher, sur le versant de la Cordilière de Gerez, à trente kilomètres à peu près des villes de Braga et de Guimaraens, et à cinq kilomètres d'un bourg appelé Villar da Veiga.

Quoique ces eaux paraissent dériver d'un même réservoir souterrain, elles présentent toutefois des températures variées dans les différents bains où elles sont aménagées, à cause des distances plus ou moins grandes qu'elles ont à parcourir. Les bains principaux sont ceux qu'on connaît sous les noms de *Forte*, *Contra-forte*, et da *Bica* ; le premier a une température de 45° à 48° c.; le second de 49° c., et le troisième de 42° à 42° 5 c., tandis qu'au griffon même le thermomètre marque une température beaucoup plus élevée, oscillant entre 54° et 63° c.

Les eaux thermales de Gerez, si remarquables par leur haute température, présentent cependant une composition chimique très-simple : elles contiennent à peine par kilogramme d'eau 0 gr. 2,675 de principes fixes; ce sont des silicates et des chlorures alcalins, ainsi qu'une petite quantité de sels calcaires et magnésiens; ces eaux sont limpides et cristallines, sans goût ni odeur et très-légères à l'estomac. Quoique l'analyse chimique n'y dévoile aucun principe digne de remarque, ces eaux jouissent d'une grande réputation, quant à leurs propriétés thérapeutiques.

EAUX MINÉRALES DE LA PROVINCE DE BEIRA

De toutes les provinces du Portugal, la Beira possède le plus grand nombre d'eaux minérales. La Commission d'hydrologie médicale, dans le court espace de temps dont elle pouvait disposer, n'a pu examiner que les suivantes, ce sont celles de :

Alcafache;
Felgueira;
Moledo;
S.-Pedro do Sul;
Entre-Rios;
Aregos;
Bussaco;
Luzo.

Eaux thermales d'Alcafache.

Ce sont des eaux sulfureuses chaudes, qui jaillissent par trois griffons très-voisins les uns des autres, dans un terrain granitique, et sont situées à sept kilomètres environ de la ville de Vizeu, près du bourg d'Alcafache, d'où elles tirent leurs noms. Leur température est de 49°c., et elles contiennent par kilogramme d'eau 0 gr.00026 d'acide sulfhydrique, et laissent par leur évaporation à sec, 0 gr. 304 de résidu fixe, formé principalement de sulfates et de chlorures alcalins, de carbonates de magnésie et de chaux et d'acide silicique.

Eaux thermales de Felgueiras.

Ces eaux tirent leur nom de l'endroit où elles sont situées ; elles jaillissent sur le versant d'une colline, à 500 mètres de la rive droite du Mondego, et à deux kilomètres est-sud-est de la ville de Cannas de Senhorim.

Les eaux minérales de Felgueira sont limpides et transparentes ; elles ne présentent rien de remarquable quant à leur goût et leur odeur ; la composition en est assez simple ; elles laissent par kilogramme 0 gr. 34467 de résidu fixe, qui est formé de sulfates et chlorures alcalins, de sels calcaires et magnésiens, de silice et d'une petite quantité de fer et d'alumine.

Leur température est de 32° 5 c. à 35° c.

Eaux thermales de Moledo.

Ce sont des eaux sulfureuses chaudes, connues aussi sous le nom d'eaux minérales de Curvaceira ou de Penaguião ; elles jaillissent près de la rive droite du Douro, à 65 kilomètres est d'Oporto, et à 4 kilomètres ouest de la ville de Regoa.

Il y a dix sources distribuées en trois groupes ; cinq d'entre elles sourdent dans le lit même du Douro et ne sont mises à découvert qu'en temps d'étiage ; trois autres jaillissent à droite et deux à gauche de la route qui conduit de Regoa à Amarante.

Les deux échantillons qui font partie de notre collection, et que nous avons examinés, sont : l'un, pris d'une des sources qui sourdent dans le lit de la rivière et qui dessert les bains qu'on appelle *Contra-fortes*, le second, pris d'une des sources qui jaillissent près de la route.

1° Bains *Contra-fortes*. Ce sont des eaux thermales, limpides, présentant l'odeur et le goût propres aux eaux sulfureuses; leur température est de 42° c., celle de l'air extérieur, à l'ombre, étant de 17° c. La minéralisation en est très-simple. Elles contiennent, par kilogramme d'eau, 0 gr. 00425 d'acide sulfhydrique, et 0 gr. 2517 de principes fixes; ce sont: des silicates et des chlorures alcalins, des carbonates de chaux et de magnésie, une faible quantité de peroxyde de fer et de l'alumine.

2° *Source qui jaillit près de la route.* — Les eaux de cette source, qui paraissent avoir la même origine que celles des bains *Contra-fortes* sont, toutefois, moins minéralisées et moins sulfureuses; elles contiennent, par kilogramme, 0 gr. 00061 d'acide sulfhydrique, et à peine 0 gr. 267 de principes fixes, ayant la même composition que les eaux des bains de *Contra-fortes*; leurs propriétés physiques sont également analogues, excepté les températures qui varient ainsi qu'il suit:

A la source..........	39°,5c.
Dans le réservoir....	37° c.
Dans les baignoires..	35° c.

Sources thermales de S. Pedro do Sul

Ces sources jaillissent sur le versant d'une colline appelée Lafão, à 17 kilomètres à peu près de la ville de Viseu, entre les villages de Vousella et S. Pedro do Sul Elles sont aménagées dans quatre bassins, où le thermomètre centigrade marque 62° c , tandis que la température du griffon est de 69° c. Ces eaux sont limpides et possèdent l'odeur et le goût des eaux sulfureuses.

Elles contiennent, par kilogramme, 0gr. 0014 d'acide sulfhydrique, et 0 gr. 315 de principes fixes. Ce sont, des sulfates, des silicates et des chlorures alcalins, des sels calcaires et magnésiens et une petite quantité de fer et d'alumine. Les eaux de cette source sont très-abondantes et laissent sur leur passage un grand dépôt de soufre.

Source minérale d'Entre-Rios

Cette source froide jaillit dans un terrain schisteux, à un kilomètre à peu près de la jonction de la rivière Tamega avec le Douro, dans un endroit appelé Quebradas. L'eau en est limpide, a le goût et l'odeur assez prononcés des eaux sulfureuses, et précipite, sur son passage, du soufre. Elle contient, par kilogramme 0 gr. 0018 d'acide sulfhydrique, et 0 gr. 321 d'éléments fixes, qui consistent en sulfates et chlorures alcalins, sels calcaires et magnésiens.

Sources thermales d'Aregos.

Ce sont des sources sulfureuses chaudes, qui jaillissent dans un petit endroit de ce nom, à 400 mètres environ de la rive gauche du Douro, à 50 kilomètres d'Oporto et à 25 kilomètres de Penafiel.

L'eau d'Aregos, qui fait partie de notre collection, a été recueillie dans un bassin appelé « Tanque d'Albergaria » ; sa température, à la source est de 54 ° c., celle de l'air extérieur, à l'ombre, étant de 16° 6 c. Cette eau est d'une parfaite limpidité et possède le goût et l'odeur des eaux sulfureuses dans un bien faible degré. Elle contient, par kilogramme, 0 gr. 00235 sulfhydrique, et donne, par évaporation, 0 gr. 290 de résidu fixe formé de silice, de sulfates et de chlorures alcalins, de carbonates de chaux et de magnésie, ainsi que d'une faible quantité de fer et d'alumine.

Source minérale de Bussaco.

C'est une source ferrugineuse froide, située dans un endroit des plus pittoresques, sur le versant de la Serra de Bussaco, à quelques kilomètres de la ville de Coimbra. Elle contient 0 gr. 1134 de résidu fixe et est minéralisée par des sulfates et des chlorures alcalins, de la silice, des phosphates de fer et d'alumine, et des sels calcaires et magnésiens.

Eaux thermales de Luzo.

Les sources de Luzo jaillissent au pied de la Serra de Bussaco, à peu près à 17 kilomètres de la ville de Coimbra. Il existe, dans l'endroit même où les eaux sourdent, un établissement de bains assez fréquenté. Les eaux de Luzo sont cristallines, sans goût ni odeur dignes de remarque, agréables à boire, abondantes, mais très-peu minéralisées. Un kilogramme de cette eau contient à peine 0 gr.05917 de principes fixes; ce sont : de la silice, des chlorures alcalins, des carbonates de chaux et de magnésie et une petite quantité de fer.

La température est de 25° C., celle de l'air extérieur, à l'ombre, étant de 18° C.

2

EAUX MINÉRALES DE LA PROVINCE DE TRAS-OS-MONTES.

Les trois sources de cette province, qui sont représentées dans notre collection, sont des plus importantes. Ce sont des sources alcalines, dont une, celle de Vidago, est très-riche, pouvant rivaliser avec celles de Vichy. Un des membres de la Commission hydrologique, A. V. Lourenço, a fait, sur ces trois sources, un rapport au gouvernement qui a été publié dans le *Diario do Governo* du 22 mai 1865.

Source alcaline de Vidago.

C'est une source froide, qui jaillit à 3 ou 400 mètres au sud de Vidago, petit hameau qui appartient au concelho (arrondissement) de Chaves. Les eaux sont aussi limpides à leur source qu'étant recueillies dans des bouteilles; leur saveur aigrelette et piquante est très-agréable, comme celle des eaux de Vichy. La quantité d'acide carbonique qui se dégage à leur source, simule, en s'échappant, une véritable ébullition. Il se forme au griffon un dépôt considérable d'incrustations salines, composées principalement de carbonates, de bases de soude et de chaux, ainsi que d'une quantité appréciable d'arsenic. Ces eaux contiennent, par kilogramme, 4 gr.405 de principes fixes; ce sont: des carbonates de soude, de potasse, de chaux, de magnésie et de fer; des chlorures de potassium et de sodium, de la silice, de l'alumine, des traces d'acide sulfurique, etc.

Leur température est de 19° c.

Sources alcalines de Villarelho-da-Raia.

Ces eaux tirent leur nom d'un petit endroit près duquel elles jaillissent, presque à la frontière de l'Espagne; elles sont froides, ayant une température de 16° 4 c.; l'eau est limpide, a un goût aigrelet et alcalin comme les eaux de Vichy, et dégage une quantité considérable d'acide carbonique libre. Il se trouve, près du griffon, un dépôt blanc d'incrustations salines, qui est un mélange de carbonates de chaux, de magnésie, de soude, de fer, etc. La minéralisation des eaux de Villarelho da Raia est plus faible que celle des eaux de Vidago. Un kilogramme de cette eau contient 1 gr. 900 de principes fixes, qui sont de même nature que ceux de l'eau de Vidago.

Sources alcalines de Chaves.

Ces sources alcalines chaudes sourdent au milieu d'un champ appelé Tabolado, près la forteresse de Chaves. On présume que ce sont les célèbres « Aquæ Flaviæ » des Romains, comme paraissent le prouver quelques inscriptions du temps de l'Empereur Trajan, qu'on y a découvertes. Ces thermes, détruites au temps de nos guerres de la Restauration contre l'Espagne, sont aujourd'hui réduites à un modeste établissement, qui mériterait un meilleur sort. A l'endroit où ces sources jaillissent, l'eau alcaline est tellement abondante, qu'il suffit de creuser le terrain à une petite profondeur, pour la voir paraître accompagnée d'un grand dégagement d'acide carbonique. Les habitants de la localité et des environs emploient cette eau comme lessive, pour le lavage de leur linge. Les propriétés physiques de ces eaux thermales, ainsi que leur composition chimique, sont analogues à celles des eaux de Vidaga et de Villarelho da Raia, hormis leur température qui est bien plus élevée, variant de 50° à 56° c. Elles contiennent, par kilogramme, 1 gr. 7645 de principes fixes.

EAUX MINÉRALES DE LA PROVINCE D'ESTREMADURA

Cette province possède plusieurs sources minérales très-importantes, qui ont été l'objet d'une étude spéciale de la part d'un des membres de la Commission d'hydrologie portugaise et qui feront le sujet d'un mémoire qui paraîtra sous peu. Nous n'en donnerons ici que quelques indications sommaires, d'après le plan que nous avons adopté, afin d'en faire connaître la nature et leur valeur.

Les eaux minérales d'Estremadura qui furent présentées dans notre collection envoyée à l'Exposition universelle de 1867, sont les suivantes :

Estoril ;
Poça do Estoril ;
S. Antonio do Estoril ;
Poça do Arsenal da Marinha ;
Alcaçarias do Duque ;
Alcaçarias de D. Clara ;

Chafariz d'El-Rei ;
Banhos do Doutor ,
Chafariz d'Andaluz ;
Fonte dos Cucos ;
Fonte do Torres-Vedras;
Fonte de Vimeiro ;
Caldas-da-Rainha :
Caldas-de-Gayeiras ;
Fonte dos Arrabidos :
Fonte d'Obidos ;
Agoas Santas das villa da Caldas.

Les trois premières de ces sources minérales, celles d'Estoril, Poça d'Estoril et S. Antonio d'Estoril, jaillissent à une petite distance les unes des autres, dans le concelho (arrondissement) de Cascaes, petit ville située à 15 kilomètres de Lisbonne. Ce sont des eaux salines, muriatiques, dont deux sont thermales et l'autre froide.

Source thermale d'Estoril.

Cette source est plus importante et mieux située que les deux autres; elle jaillit à 200 mètres environ de distance de la mer, sur le versant d'une petite colline, où elle est aménagée dans un établissement de bains. L'eau en est limpide et cristalline, légèrement salée et sans odeur.

Sa température est de 28° c. dans les conduits ; elle diminue de 1° à 2° c. dans les baignoires, qui sont trop spacieuses et mal disposées. Un kilogramme d'eau d'Estoril contient 3gr 570 de principes fixes, ce sont : des chlorures de sodium, potassium, magnésium et calcium ; des sulfates de chaux, des carbonates de chaux et de magnésie et de la silice.

Source de Poça d'Estoril.

Cette source jaillit tout à fait au bord de la mer, à côté de la route qui mène de Lisbonne à Cascaes. L'établissement de bains est placé si près de la mer, que ses eaux y pénètrent quelquefois en hiver, malgré les hautes murailles qu'on a construites pour le défendre.

Les propriétés et la composition de cette eau sont presque identiques avec celles de l'eau d'Estoril ; sa température est de 27° c. dans le réservoir, et un peu inférieure dans les baignoires. L'évaporation d'un kilogramme d'eau da Poça d'Estoril fournit un résidu fixe pesant 3gr. 111, qui est formé exactement des mêmes sels que les principes fixes de l'eau d'Estoril.

Source de S. Antonio d'Estoril.

Cette eau sourde au fond d'un puits dans l'enclos de l'ancien couvent de S. Antonio d'Estoril, à 200 mètres environ des deux sources précédentes ; elle est moins minéralisée que ces dernières, ayant par kilogramme, 1 gr. 174 de principes fixes qui sont : des chlorures de potassium, de sodium et de calcium ; du sulfate de chaux, des carbonates de chaux et de magnésie et de la silice.

Source sulfureuse de l'Arsenal de la Marine.

Cette eau sourde à quelques mètres de la rive droite du Tage, près des Ateliers de l'Arsenal. Sa communication avec le fleuve est tellement directe, que le niveau du puits change suivant les marées. L'eau de cette source est claire, mais légèrement coloriée en jaune ; a une faible odeur d'œufs couvés, comme les eaux sulfureuses, et la saveur fortement salée. La température est de 22° 5 c., celle de l'air extérieur étant de 27° 5 c. La composition de cette eau varie suivant les marées. ainsi que suivant les différentes profondeurs auxquelles on la puise. Plusieurs analyses faites pour la déterminer ont donné, par kilogramme d'eau, entre 0 gr. 021026 d'acide sulfhydrique et 0 gr. 042612, celle des riucipes fixes variant entre 26 gr. 2963 et 28 gr. 2139, ce sont : des chlorures de sodium, de potassium, de magnésium, du bromure de potassium, des sulfates de chaux, de magnésie, de fer et d'alumine et de la silice.

Sources d'Alcaçarias.

Ces sources sont situées dans la partie orientale de la ville de Lisbonne, à une soixantaine de mètres de la rive droite du Tage ; elles jaillissent en différents points sur le versant de la petite colline où se trouve le château de S. George. Plusieurs de ces sources sont aménagées dans deux établissements connus sous le nom général d'Alcaçarias, mais qui se distinguent entre eux par les noms de leurs propriétaires :

1° *Eaux d'Alcaçarias do Duque*. — Ces sources jaillissent par deux griffons sous le sol même de l'établissement des bains. Ces eaux, comme celles de D. Clara, du Chafariz d'El-Rei et d'autres qui jaillissent dans leur proximité, possèdent la particularité de dégager une grande quantité d'azote, qui, dans quelques-unes d'entre elles, est tellement considérable, qu'on peut remplir en quelques minutes des gazomètres de 12 à 15 litres. Le gaz recueilli aux griffons, ou de l'eau qui en jaillit, ne contient ni oxygène ni acide carbonique.

L'eau d'Alcaçarias do Duque est limpide, sans odeur ni saveur ; elle présente aux papiers réactifs une légère réaction alcaline. Sa température est de 34° c., celle de l'air extérieur étant de 27° c., elle contient, par kilogramme d'eau, 0 gr. 7128 de résidu fixe, composé de chlorure de sodium ; de sulfates de chaux, de soude et de potasse ; de carbonates de chaux et de magnésie et de silice.

2° *Alcaçarias de D. Clara.* — L'établissement de bains de D. Clara est construit sur les griffons par où l'eau jaillit en grande abondance, cette eau, aménagée dans les réservoirs souterrains, est élevée au moyen de pompes, pour desservir les bains. L'analogie des propriétés et de la composition est tellement grande entre cette eau et celle d'Alcaçarias do Duque, qu'on est porté à croire que ces sources ont la même origine. La température des eaux de D. Clara, observée le même jour que celle des eaux d'Alcaçarias do Duque, a été de 33° c.

L'eau d'Alcaçarias de D. Clara contient, par kilogramme, 0,7275 de principes salins, qui ont la même composition que ceux des sources précédentes.

Eaux du Chafariz d'El-Rei (Fontaine du roi).

A une centaine de mètres d'Alcaçarias do Duque, se trouve une grande fontaine appelée « Chafariz d'El-Rei », qui distribue ses eaux par neuf becs rangés en ligne droite.

Huit de ces becs qui se trouvent tous d'un côté de la fontaine, sont alimentés par plusieurs sources qui jaillissent dans l'intérieur de l'édifice, réunissant leurs eaux sur leur passage; le neuvième et dernier bec est alimenté par deux sources qui sont aménagées dans deux réservoirs, et qui mélangent leurs eaux avant d'arriver au bec. Ces deux dernières sources fournissent la meilleure eau de toutes celles qui approvisionnent la ville de Lisbonne.

L'eau qui est distribuée par les huit premiers becs, possède à peu près la même composition que celle d'Alcaçarias: elle contient par kilogramme 0 gr. 6442 de résidu fixe, formé de chlorure de sodium, de sulfates de potasse et de chaux, de carbonates de chaux et de magnésie, ainsi que d'une petite quantité de fer.

Source do Doutor.

Cette source est située à côté de celles d'Alcaçarias, et est minéralisée par les mêmes sels; sa température dans le réservoir est de 26° 5 c. Un kilogramme de cette eau fournit, par l'évaporation à sec, 0 gr. 5423 de principes salins qui sont de même nature que ceux qui minéralisent les sources précédentes.

Source do Chafariz d'Andaluz.

Cette source tire son nom de la place (Largo) d'Audaluz, où elle jaillit; elle se trouve du côté nord du couvent de Santa-Joanna. L'eau en est limpide, sans odeur et très-légèrement salée; elle contient des chlorures de sodium et de potassium; des sulfates et des carbonates à bases de chaux et de magnésie et de la silice.

Source thermale dos Cucos.

Cette source est située entre les villages de Torres-Vedras et Runa; distante de deux kilomètres environ du premier, et de trois du second. La source est pauvre et ne permet pas de donner un grand développement à l'établissement de bains actuel, qui est très-mesquin, quoique placé dans un beau site. L'eau jaillit par différents points dans un fossé oblong parallèle au cours d'une petite rivière appelée « Cysandre », et dont elle est séparée par un étroit mur naturel; cette rivière, en été, se trouve presque à sec. A l'endroit même où les eaux sourdent, on a enterré des baignoires en bois, qui reçoivent l'eau par les fissures que laissent entre elles les planches dont elles sont construites.

L'eau de cette source est un peu trouble, mais sans odeur; elle présente une saveur salée, et une réaction faiblement alcaline; sa température est de 32° c., celle de l'air extérieur étant de 22° c; elle contient, par kilogramme, 3 gr. 457 de principes fixes; ce sont : des chlorures de sodium, potassium, calcium et magnésium; du sulfate de chaux; des carbonates de chaux et de magnésie; de la silice; elle ne contient pas de soufre, comme on l'a prétendu.

Source de Torres-Vedras.

Cette source se trouve à une cinquantaine de mètres de la route qui conduit de Runa à Torres-Vedras, et à un kilomètre environ de ce dernier village; elle jaillit dans un site pittoresque et l'eau en est limpide, transparente, sans odeur, mais légèrement salée. La température est de 21° c., celle de l'air extérieur étant de 22° c. Un kilogramme de cette eau, évaporée à sec, a fourni 2 gr. 442 de résidu solide, composé de chlorures de sodium et de magnésium, de sulfates de potasse, de chaux et de magnésie, et de carbonates de chaux et de magnésie.

Sources de Vimeiro.

Ces sources sont situées à un kilomètre d'un bourg de ce nom, dans un endroit appelé Maceira.

Il y a quatre sources qui jaillissent en grande abondance, dont trois sur la rive gauche, et l'autre sur la rive droite d'une petite rivière qui coule dans une gorge agreste, entre deux montagnes coupées à pic. Le site est agréable, riant, et les sources si bien situées, qu'il serait facile d'y organiser un bel établissement de bains. Les eaux sont limpides, sans goût ni odeur; leur température est de 24° c., celle de l'air extérieur étant de 22° c. Un kilogramme de cette eau évaporée à sec donne 0gr.826 de résidu fixe composé de chlorures de sodium et de magnésium de sulfates de potasse, de chaux et de magnésie, de carbonates de chaux et de magnésie, et de la silice.

Caldas da Rainha (Thermes de la Reine).

Cet établissement thermal est sans contredit le plus important du Portugal; il fut fondé en 1485 par la munificence de la reine D. Léonor, femme du roi Jean II, et successivement augmenté et amélioré par leurs descendants. A l'endroit même où est situé l'établissement de bains, la reine D. Léonor fit construire un hôpital de charité, où l'on soigne tous les ans, pendant la saison des bains, qui dure six mois, 2,500 à 3,000 indigents. Non-seulement l'assistance publique y est bien comprise et largement appliquée, mais encore on accorde les bains gratuitement à tous ceux qui y ont recours.

Nous comptons présenter sous peu un travail spécial et complet sur ces eaux sulfureuses et salines; nous donnerons ici, en attendant, quelques indications suffisantes pour les caractériser.

Les eaux thermales de Caldas da Rainha jaillissent par différents griffons, et en si grande quantité, qu'elles pourraient alimenter un établissement dix fois plus grand. Trois grandes piscines sont construites à l'endroit même où les eaux sourdent : l'une est destinée à l'usage des hommes, les deux autres aux femmes. Les eaux sont très-claires, limpides, et se renouvellent constamment, en établissant un courant fort et continuel. Outre ces trois piscines, il y a des baignoires de marbre pour l'usage des personnes qui préfèrent prendre des bains en particulier.

Les eaux prises dans les trois piscines, ainsi que d'un puits qui fournit les eaux qui servent à boire, présentent des propriétés physiques et une composition chimique tellement analogues, que nous sommes portés à croire que toutes les sources qui jaillissent en cet endroit, ont la même origine.

L'eau de Caldas présente un goût salé et hépatique, et a une odeur d'œufs couvés ; recueillies convenablement et conservées dans des flacons bien bouchés, ces eaux se conservent très-longtemps sans se décomposer. Leur température, observée dans les trois piscines, ainsi que dans le puits que nous avons mentionné, est de 33° c. pendant toute l'année.

Un kilogramme de cette eau évaporée à sec, donne 2 gr. 785 de résidu fixe, composé des sels suivants : chlorure de sodium, sulfates de chaux, de magnésie, de soude et de potasse ; carbonates de chaux et de magnésie ; silice, etc. ; elle contient par kilogramme 0 gr. 0085 d'acide sulfhydrique.

Caldas das Gayeras (Eaux thermales de Gayeras).

Ces sources jaillissent entre les petites villes de Caldas et d'Obidos, au milieu d'un bois, dans un petit hameau d'où elles tirent leur nom. La situation et l'abondance de ces eaux permettraient la construction d'un bel établissement de bains, si elles ne se trouvaient si voisines des sources de Caldas, avec lesquelles elles ont beaucoup d'analogie, quant à leurs propriétés et leur composition.

L'eau de Gayeras contient par kilogramme 0 gr. 00867 d'acide sulfhydrique et 2 gr. 2766 de principes fixes qui sont de même nature et de même composition que ceux des eaux de Caldas. Leur température est de 32° 8 c., celle de l'air extérieur étant de 23° c.

Eaux thermales d'Obidos.

A un kilomètre environ de l'ancien couvent d'Arrabidos de Gayeras, et à 500 mètres de la petite ville d'Obidos, jaillissent des eaux minérales sulfureuses et salines en telle abondance, qu'elles forment dans l'endroit où elles sourdent un grand et profond bassin, qui permettrait d'y construire un établissement de natation. Leur couleur est légèrement laiteuse, et elles dégagent en jaillissant une grande quantité de gaz. Ces eaux sont aujourd'hui complétement abandonnées et vont se jeter dans une petite rivière voisine, en laissant sur leur passage un dépôt de soufre assez considérable. Non loin de cet endroit se déverse dans la même rivière l'eau d'une autre source sulfureuse, également abondante et limpide et qui, suivant toute probabilité, paraît avoir la même origine; néanmoins ces deux sources présentent une légère différence quant à leurs propriétés et leur composition chimique.

Les deux sources que nous venons de mentionner n'ayant aucune dénomination qui les distinguent entre elles, nous les appellerons, en raison de leurs situations relatives, l'une « *Source thermale d'Obidos* » ; l'autre « *Source thermale d'Arrabidos.* »

Source thermale d'Obidos.

Cette source jaillit au bord même de la petite rivière où elle se jette, à 500 mètres environ de la ville d'Obidos ; son eau est limpide, légèrement bleuâtre, et présente un goût salé et hépatique ; sa température, au moment de nos expériences, était de 27°, 4 c., celle de l'air extérieur étant de 23° c. ; elle contient, par kilogramme, 2 gr. 6325 de résidu fixe, composé de chlorure de sodium ; de sulfates de soude, potasse, chaux et magnésie; de carbonates de chaux et magnésie ; d'acide silicique ; et de 0, gr. 004465 d'acide sulfhydrique.

Source thermale d'Arrabidos.

L'échantillon d'eau de cette source, qui a été exposé dans notre collection, fut pris près du point où elle se déverse dans la rivière que nous avons mentionnée; cette eau présente les mêmes propriétés et la même composition que la source précédente : elle contient par kilogramme 2, gr. 564 de résidu fixe, formé des mêmes éléments. La sulfuration est de 0, gr.004169 et sa température de 29°, 2 c.

Aguas Santas (Eaux saintes) *da villa das Caldas.* On connaît sous cette pompeuse dénomination une source qui jaillit à deux kilomètres environ de l'établissement thermal de Caldas da Rainha. Ces eaux, qui sourdent sur un terrain de grès, sont limpides et cristallines, sans odeur ni goût prononcé, et peuvent bien être employées comme eaux potables; elles contiennent par kilogramme, 0, gr. 219 de principes fixes ; ce sont des chlorures de sodium et magnésium ; des sulfates de potasse, de soude, de chaux et de magnésie ; des carbonates de chaux, de magnésie et de fer ; de la silice et des traces douteuses d'acide sulfhydrique. Leur température est de 20° c. celle de l'air extérieur étant de 22° c.

Quoique la composition chimique de la source d'Aguas Santas ne dévoile rien de remarquable, elle jouit néanmoins d'une certaine réputation quant à son usage thérapeutique.

EAUX MINÉRALES DE LA PROVINCE D'ALEMTEJO.

Cette province possède plusieurs sources minérales, dont trois seulement ont été examinées et représentées dans notre collection; ce sont les trois suivantes : 1° celle d'Aljustrel ou de Saint-Jean du Désert ; 2° celle de Cabeço de Vide ; et 3° celle d'Ouguella.

Eaux minérales d'Aljustrel.

Ces sources jaillissent à un kilomètre et demi environ de la ville d'Aljustrel, dans le district (préfecture) de Béja ; il y en a deux : l'une est située dans l'intérieur, l'autre à l'extérieur de l'ancien hermitage de Saint-Jean du désert. Quoique ces deux sources soient de même nature, elles diffèrent quant à leur minéralisation ; nous les distinguerons par les dénominations de « source forte » et « source faible » d'Aljustrel.

Source forte d'Aljustrel.

L'eau de cette source est employée depuis longtemps dans le traitement des maladies externes chez les animaux, et, dans quelques cas de maladie de peau chez les hommes. Elle est froide, transparente, verdâtre et possède un goût excessivement âcre et désagréable ; étant exposée à l'air, ou abandonnée dans des flacons mal bouchés, elle se colore d'un rouge d'ocre, par suite de l'oxydation du sulfate de protoxyde de fer qui s'y trouve en grande quantité, en déposant, en même temps des sels basiques de fer. Cette eau est une dissolution assez concentrée de sels métalliques, qui proviennent de l'oxydation d'une pyrite de fer cuprifère d'une mine qui se trouve dans sa proximité.

L'eau d'Aljustrel présente une forte réaction acide et contient, par kilogramme, 7 gr. 151 de résidu fixe, formé de sulfate de protoxyde de fer, de cuivre, de chaux, de magnésie, d'alumine et de zinc ; de chlorures alcalins, de silice et d'acide arsénieux ; ce dernier s'y trouve en dose de 0 gr. 00169. Le sulfate de protoxyde de fer est le sel qui prédomine dans sa composition.

Source faible d'Aljustrel.

L'eau de cette source, à en juger par ses propriétés et sa composition chimique, paraît avoir la même origine que la source précédente, mais mélangée de sept ou huit fois son volume d'eau ordinaire. Elle est d'une parfaite limpidité, inodore et d'un goût légèrement stiptique, ne changeant pas facilement de couleur par son exposition à l'air, et donnant une réaction acide aux papiers réactifs. Un kilogramme de cette eau fournit par évaporation 0 gr. 831 de principes salins, qui sont de même nature que ceux de la source forte d'Aljustrel.

Sources de Cabeço de Vide.

Ces sources jaillisssent dans un site très-montagneux, près d'un endroit dont elles portent le nom, et, suivant les informations qui nous sont parvenues, déposent près de leurs griffons un précipité jaune-clair de soufre. Les eaux sont limpides, n'ayant ni l'odeur ni la saveur bien prononcées des eaux sulfureuses, et présentant une réaction faiblement alcaline. Leur température est de 25° 5 c.

Les échantillons de ces eaux, que nous avons examinés, provenaient de deux sources, dont l'une fournit l'eau pour les bains, l'autre celle pour la boisson.

1° *Eau qui dessert les bains.* Elle contient, par kilogramme, 0 gr. 3225 de principes fixes ; ce sont : des chlorures alcalins, des carbonates de magnésie, de chaux et de soude ; de la silice, etc., étant traitée par la dissolution graduée d'iode, cette eau nous a donné des résultats qui porteraient à croire qu'elle contient, par kilogramme, 0 gr. 00693 d'acide sulfhydrique : nous indiquons néanmoins ce résultat avec réserve, jusqu'à ce qu'une étude plus approfondie nous permette de prononcer un jugement définitif.

2° La source qui fournit l'eau pour la boisson a les mêmes propriétés et la même composition que la source précédente, mais présente une minéralisation plus faible, un kilogramme d'eau contenant seulement 0 gr. 230 de principes salins.

Source minérale d'Ouguella.

Cette source est située près du fort et de l'église d'un petit hameau dont elle porte le nom. L'eau qu'on nous a envoyée pour notre étude ne présentait ni goût ni odeur dignes de remarque, et était d'une parfaite limpidité. C'est la seule eau minérale, parmi celles du continent de Portugal que nous avons examinées, qui possède une quantité considérable de nitrates. Un kilogramme d'eau, évaporée à sec, a donné 0 gr. 7849 de résidu fixe, formé de chlorure de sodium, de sulfate de soude, de nitrates de soude et de chaux, de carbonates de soude et de magnésie, et de silice.

EAUX MINÉRALES DE LA PROVINCE D'ALGARVE.

Deux sources seulement de cette province figurent dans notre collection ; ce sont : celles de Saint-Antonio de Tavira, et celles de Monchique.

Sources thermales de Saint-Antonio de Tavira.

Ces sources jaillissent par trois griffons différents entre les fentes d'un rocher calcaire, près de la ville de Tavira. Le site où elles sourdent, appelé « Atalaya » est des plus agréables, étant entouré d'anciens couvents, de grands jardins de plaisance et ayant une magnifique vue sur la mer. L'eau de ses sources est limpide, ne présente ni goût, ni odeur appréciables, et ne révèle aucune trace d'acide sulfhydrique ; sa température, constante pendant toute l'année, est de 26° c. ; elle contient, par kilogramme, 0 gr. 490 de principes fixes ; ce sont des sulfates et des chlorures alcalins ; des carbonates de chaux et de magnésie ; de la silice, et une petite quantité d'alumine et d'oxyde de fer.

Sources minérales de Monchique,

Ces sources jaillissent sur le versant de la «Serra de Monchique », a environ 20 kilomètres N.-E. de la ville de Lagos, et 5 de celle de Monchique, dans un endroit très-montagneux et pittoresque. Il existe dans l'endroit où les eaux sourdent, un établissement de bains et un hospice pour les pauvres.

Les eaux jaillissent de quatre sources qui sont toutes situées dans l'intérieur des bâtiments, et sont aménagées dans trois bains différents. Le premier, que l'on désigne sous le nom de Saint-Joao de Deus, est celui qui possède le plus d'eau, et consiste en une piscine assez spacieuse pour pouvoir contenir douze personnes ; le second, situé près de la chapelle, peut recevoir de quatre à six personnes, et le troisième, qui est le plus spacieux des trois consiste en une grande piscine où peuvent se baigner une quarantaine de personnes à la fois.

L'eau minérale de Monchique est limpide et transparente; elle ne présente ni goût, ni odeur sensibles, sa température est de 31° 5 c. à 34° c. Ses propriétés physiques, ainsi que son analyse ne révèlent aucunement la présence d'acide sulfhydrique; il se peut néanmoins que ce résultat négatif soit dû à ce que les expériences ont été faites avec les eaux transportées au laboratoire de l'école polytechnique et non sur place, ainsi que cela devait avoir lieu. L'eau de Monchique contient, par kilogramme, 0 gr. 2848 de principes fixes ; ce sont principalement des chlorures et des silicates alcalins. des carbonates de chaux et de magnésie, ainsi qu'une petite quantité d'alumine et de peroxyde de fer.

Laboratoire de l'école polytechnique de Lisbonne.

Docteur A. V. Lourenço.

Paris.-Imp. PAUL DUPONT, 45, rue de Grenelle-Saint-Honoré — 3867.9.7

www.ingramcontent.com/pod-product-compliance
Ingram Content Group UK Ltd.
Pitfield, Milton Keynes, MK11 3LW, UK
UKHW021028220726
13924UKWH00001B/176